# CLINIQUE OPHTALMOLOGIQUE

## DÉPARTEMENTALE

## DE L'HOTEL-DIEU DE LAON

# COMPTE-RENDU

## CLINIQUE ET STATISTIQUE

## DE L'ANNÉE 1885.

### Par M. le Docteur P. BLANQUINQUE

ANCIEN INTERNE DES HOPITAUX DE PARIS, MÉDECIN EN CHEF
DE L'HOTEL-DIEU DE LAON, ETC.



LAON

Imprimerie du COURRIER DU L'AISNE, rue Saint Jean, 39

1886

# CLINIQUE OPHTALMOLOGIQUE

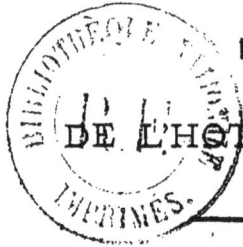

## DÉPARTEMENTALE

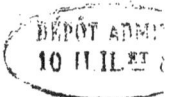

## DE L'HÔTEL-DIEU DE LAON

# COMPTE-RENDU

## CLINIQUE ET STATISTIQUE

## DE L'ANNÉE 1885.

### Par M. le Docteur P. BLANQUINQUE

ANCIEN INTERNE DES HOPITAUX DE PARIS, MÉDECIN EN CHEF

DE L'HOTEL-DIEU DE LAON, ETC.

LAON

Imprimerie du COURRIER DU L'AISNE, rue Saint-Jean, 39

1886

# AVANT PROPOS

Sur 100 aveugles, il y en a plus de 60 qui le
sont devenus à la suite de maladies parfaitement
curables, telles que : ophtalmies purulentes des
nouveaux-nés, ophtalmies scrofuleuses avec leurs
complications kératiques, glaucômes, iritis, cataractes, etc. Pour guérir ces maladies, une
propreté minutieuse, des soins assidus sont
nécessaires ; mais les mains calleuses de l'ouvrier
sont souvent inhabiles à instiller des collyres et à
faire les pansements indispensables à certaines
maladies des yeux ; d'autre part, les opérations de
cataracte, d'iridectomie, de strabisme, le cathé-
térisme des voies lacrymales ne peuvent être pratiquées que par une main exercée et avec un
outillage spécial. La Clinique ophtalmologique
est donc destinée à rendre de grands services au
département de l'Aisne déjà si bien doté pour
l'assistance des aliénés (Prémontré), des infirmes
(Montreuil), des sourds-et-muets et aveugles incu-
rables (Saint-Médard). Autrefois, les indigents
atteints de maux d'yeux allaient se faire soigner à
Paris ou se confiaient à quelque oculiste ambu-
lant ; en 1883 et 1884, 14 habitants de l'Aisne ont
séjourné aux Quinze-Vingts (Bulletin de la clinique

du D<sup>r</sup> Fieuzal) ; aujourd'hui il n'ont plus qu'à s'adresser à la Préfecture pour voir s'ouvrir devant eux les portes de l'Hôtel-Dieu de Laon.

Cet essai de décentralisation a donné les résultats les plus encourageants : 422 entrées du mois d'octobre 1882 au 31 décembre 1885.

Des départements voisins nous envient cette institution et notre ami M. le D<sup>r</sup> Langlet, dans l'*Union Médicale du Nord-Est* (15 avril 1884), exprimait le vœu que l'exemple du département de l'Aisne soit imité par celui de la Marne ; l'Hôtel-Dieu de Reims n'a même pas de salles spéciales pour les maladies des yeux.

C'est à M. Sébline, ancien préfet de l'Aisne, que le département est redevable de la création de cette Clinique et ce ne sera pas son moindre titre à la reconnaissance de ses administrés. Le Conseil général et la Commission des Hospices se sont associés à cette bonne œuvre, l'un en votant les fonds nécessaires, l'autre en mettant généreusement des salles à la disposition des malades. M. Allain-Targé, dès son arrivée à la Préfecture, a bien voulu nous promettre son bienveillant appui ; nous l'en remercions bien sincèrement ainsi que tous ceux qui ont concouru à l'établissement et à l'installation de la Clinique départementale des maladies d'yeux.

La publication du présent compte-rendu a pour but de faire connaître aux médecins de l'Aisne

les procédés opératoires, les méthodes de traite-
tement que nous employons, de leur soumettre les
résultats obtenus, de leur rappeler les conditions
et formalités à remplir pour l'admission gratuite.

Le service comprend deux salles pour les femmes
et deux pour les hommes pouvant contenir
ensemble 20 malades.

Le traitement est entièrement gratuit pour les
indigents, le département se chargeant de leurs
frais de séjour.

Les formalités pour l'admission sont les suivantes:
(Circulaire de M. le Préfet de l'Aisne à MM. les
Sous-Préfets et Maires du département, 20 octobre
1882.)

« Le malade remettra sa demande au Maire qui
l'enverra à la Commission administrative des
Hospices de Laon, par l'intermédiaire du Préfet.

» Il y joindra :

» 1o Un certificat bien motivé du Maire de la
commune constatant sa situation d'indigence ;

» 2o Un certificat de son médecin habituel ou
d'un médecin de la localité, faisant connaître la
nature de l'affection dont il est atteint et constatant
la nécessité de son admission au service ophtal-
mique.

» Dès que l'admission aura été autorisée, avis
en sera donné par le Président de la Commission
administrative au Préfet qui informera l'intéressé.

» Ce dernier, à son entrée à l'Hôtel-Dieu, devra

être porteur d'un certificat du Maire, destiné à établir son identité.

*» Toutefois, dans les cas aigus qui requièrent urgence, tels que : plaies de l'œil, kératite et ulcère de la cornée, iritis avec hypopion, conjonctivite purulente, etc..., le Maire est autorisé à envoyer immédiatement à l'Hôtel-Dieu de Laon le malade porteur du certificat d'indigence et du certificat de médecin, sans attendre aucun avis préalable d'admission. »*

Dans les cas urgents cités plus haut, auxquels il faut ajouter les décollements de la rétine, glaucômes aigus, etc., il faut donc que MM. les Médecins envoient directement à l'Hôtel-Dieu avec un certificat du Maire constatant l'indigence ; autrement les formalités seraient trop longues et l'œil malade pourrait être perdu avant que l'admission soit prononcée.

Pour les malades qui viennent seulement à la consultation, ces formalités sont inutiles et pour avoir les soins nécessaires, il suffit de se présenter à l'Hôtel-Dieu à l'heure ordinaire des consultations qui est de 8 à 9 heures du matin.

Grâce à l'intervention du Conseil général, M. le Ministre des travaux publics a obtenu de la Compagnie des chemins du Nord, une réduction de 5 0/0 sur le prix des places pour les indigents se rendant à la Clinique de l'Hôtel-Dieu. Pour profiter de cet avantage, il faut en faire la demande à la Préfecture ou à l'Hôtel-Dieu, en indiquant la gare de départ.

# CLINIQUE OPHTALMOLOGIQUE

## DE L'HOTEL-DIEU DE LAON

### (Année 1885)

~~~~~~~~

Pendant l'année 1885, 167 malades se sont présentés à la Clinique pour y recevoir des soins; comme les années précédentes, je relaterai quelques observations intéressantes, et je donnerai quelques développements à certains points qui me paraissent dignes d'attention.

Les 167 malades étaient atteints des affections suivantes :

## MALADIES DES PAUPIÈRES

J'ai opéré la *tumeur érectile* de la paupière inférieure chez un enfant de 11 mois par les injections de perchlorure de fer : pour faire la première, j'ai placé la tumeur dans l'anneau de la pince à chalazion, — elle en avait à peu près les dimensions — et j'ai serré suffisamment pour arrêter toute circulation. J'ai négligé cette précaution pour les autres injections : j'ai introduit chaque fois de 5 à 10 gouttes du liquide coagulant. La tumeur, grosse comme une aveline, a durci, puis s'est rétractée; au bout de trois mois environ, la guérison était complète; la rétraction a amené un léger octropion de la partie externe de la paupière auquel je remédierai plus tard.

*Spasme de l'orbiculaire.* — Dans les kératites, il n'est pas rare de constater un état spasmodique de l'orbiculaire qui persiste alors que la lésion initiale a disparu et que la photophobie n'a plus sa raison d'être : cette contracture amène la rétention des liquides dans la cavité oculo-palpébrale, elle rend très difficile l'application des remèdes prescrits et peut causer un entropion très douloureux. Pour faire cesser ce spasme, j'ai dû dans le cas suivant inciser l'orbiculaire avec le thermocautère au niveau de la commissure externe. J'ai déjà pratiqué plusieurs fois cette opération avec succès.

*Observ. tion* 1. — Joséphine Grosses, 9 ans, de Renansart, entre le 21 novembre 1885, avec les lésions suivantes :

Large opacité centrale de la cornée droite, kératite ancienne — cet œil s'ouvre bien.

L'œil gauche est malade depuis 2 mois et demi, il est resté fermé depuis cette époque, et il faut exercer de violentes tractions pour écarter les paupières, l'inférieure est renversée en dedans en entropion, trois cils déviés irritent la conjonctive; il n'est pas possible d'examiner la cornée.

Le 27 novembre. Après avoir endormi l'enfant avec le chloroforme, j'incise la commissure externe avec le couteau du thermocautère et je prolonge l'incision jusqu'au bord orbitaire. Au réveil, le spasme ne se reproduit pas, l'œil s'ouvre bien et nous voyons une très légère opacité fusiforme dans la partie supérieure de la cornée.

Cicatrisation régulière au bout de quinze jours à trois semaines.

20 décembre. Exeat parfaitement guérie; les cils ont repris leur situation normale.

L'incision ne laissera dans l'avenir qu'une cicatrice linéaire, bleuâtre.

## MALADIES DES VOIES LACRYMALES

Un cas de catarrhe congénital des voies lacrymales causé par une atrésie a été observé chez une jeune enfant de 2 mois et traité par le cathéterisme.

*Observation* II. — Jeanne M..., âgée de 2 mois, est amenée à la consultation le 15 octobre 1885 ; depuis sa naissance elle a du larmoiement d'O. G. avec sécrétion catarrhale ; en pressant légèrement le sac lacrymal, on fait sourdre une goutte de muco-pus par le point lacrymal inférieur. Débridement avec le couteau de Weber et Cathetérisme avec le n° 1 de Bowmann. Guérison après quatre séances.

## CONJONCTIVITES

Les affections de la conjonctive et de la cornée sont toujours les plus nombreuses ; je n'ai pas changé les méthodes de traitement que j'ai décrites dans mes précédents bulletins.

Les 10 enfants atteints de *conjonctivite purulente* ont radicalement guéri, comme d'habitude, au moyen du collyre argentique au 1/40° et des lavages fréquents avec l'eau boriquée.

Je signalerai un cas de *conjonctivite rhumatismale* suraiguë remarquable par une injection vasculaire des plus intenses, de la douleur, photophobie, très peu de sécrétion ; dans l'O. G., complication d'iritis et kératite ; dans l'O. D. production d'ectropion de la paupière inférieure.

Guérison par le collyre au nitrate d'argent au 1/40°, les fomentations chaudes, émissions sanguines, salycilate à l'intérieur, etc..., atropine dans l'œil. L'ectropion a disparu avec la conjonctivite.

*Conjonctivites granuleuses* (ophtalmies scrofuleuses) et *leur traitement par la solution de chloral.*

J'ai continué à expérimenter les solutions de chloral

dans le traitement de ces affections si graves et si rebelles, j'en ai obtenu de très bons effets. Dans le bulletin de l'année dernière, j'ai déjà insisté sur cette question et je devais en faire l'objet d'une communication au Congrès de Grenoble ; une indisposition, en abrégeant mon séjour dans cette ville, m'a fait différer la publication de ce travail.

Avant de parler du traitement, quelques explications sur ma façon de comprendre les granulations oculaires :

La granulation vraie, le trachôme si bien décrit par Hairion de Louvain en 1856, celle qui sévit épidémiquement dans les écoles et dans les casernes en Belgique, cette granulation est très rare dans la plus grande partie du territoire français ; une maladie plus fréquente, c'est la conjonctive folliculeuse, glanduleuse ou granuleuse (comme on voudra l'appeler) qui affecte spécialement les sujets scrofuleux. Comme elle se complique presque toujours de troubles du côté de la cornée et quelquefois même du côté de l'iris, l'expression de conjonctivite n'est pas assez compréhensive et il vaut mieux donner à ce mal le nom d'ophtalmie scrofuleuse. On trouve sur la conjonctive les mêmes lésions que présentent la muqueuse nasale et la muqueuse pharyngienne dans le catarrhe naso pharyngien et dans l'angine granuleuse des scrofuleux, affections pour lesquelles il n'est pas question de néoplasie et de contagion. Je ne veux pas dire que le liquide mucopurulent qui baigne les paupières n'est pas contagieux, mais je pense que son inoculation n'amènera les granulations que chez les scrofuleux ou tout au moins chez les herpétiques.

Dans un article très complet publié par Warlomont dans le dictionnaire encyclopédique, on lit : que les granulations fausses ont une marche essentiellement aiguë, qu'elles cèdent assez facilement à un traitement convenaole et qu'une fois guéries, elles n'ont aucune tendance à reparaître.

Cette description ne me paraît pas exacte, je la crois faite pour les besoins du tableau synoptique où sont classés en deux colonnes les caractères distinctifs de la granulation vraie et de la fausse granulation. Le propre des affections scrofuleuses, c'est précisément leur tendance à la chronicité et vous savez combien il est difficile de triompher des engorgements strumeux du nez, de la lèvre, de la gorge ou des fosses nasales.

Le meilleur signe différentiel entre les deux formes morbides serait plutôt celui-ci donné également par War-lomont : Quand la cornée s'entreprend dans le cas de trachôme c'est le pannus qui se développe tandis que dans la conjonctive folliculeuse c'est l'ulcération et le ramollissement qui se produisent.

Quand aux caractères anatomiques des saillies granuleuses, j'avoue qu'aucune description ne me paraît satisfaisante et j'ai trouvé chez des sujets scrofuleux des granulations qu'il était impossible de distinguer de ce qu'on appelle la vraie granulation. Quoi qu'il en soit, la conjonctivite granuleuse des scrofuleux se caractérise par un gonflement parfois considérable des paupières avec sécrétion plus ou moins abondante, spasme de l'orbiculaire, photophobie, etc... Lorsqu'on retourne les paupières, on les trouve boursouflées avec un aspect sablé, rugueux, ou framboisé, suivant la gravité des cas. Quand la maladie est plus ancienne, les grains sont plus distincts, moins colorés, mais présentant rarement la transparence et la coloration du grain de semoule cuite, qui appartiendrait à la granulation vraie ; le gonflement des paupières disparaît alors en grande partie.

Tous les éléments de la conjonctive sont alors hypertrophés ; papilles, glandes de Krause, follicules clos, cellules lymphoïdes, etc. Cette conjonctive granuleuse des scrofuleux est très difficile à guérir radicalement et demande des soins très assidus à cause des récidives fréquentes et des complications graves de la cornée et de l'iris. Je suis convaincu que dans la grande majorité des cas, le diagnostic différentiel n'est pas fait par les Cliniciens qui se contentent de traiter les granuleux par tous les moyens en leur pouvoir. Le moyen que je propose doit occuper un rang honorable parmi les médications déjà recommandées.

La solution de sublime à 1/250 préconisée par Dujardin, de Lille, m'a paru également avoir une action bienfaisante, et je l'ai parfois employée comparativement ; mais la douleur qu'elle provoque est beaucoup plus longue.

Les solutions que j'emploie sont de 2 et 5 0/0. La douleur immédiate est assez vive, mais elle dure à peine 5 minutes ; je passe sur les paupières, renversées, un pinceau trempé dans la solution et au bout de quelques minutes les enfants cessent de se plaindre.

Aux observations publiées l'an dernier, j'ajouterai les suivantes :

*Observation* III. — Juliette M..., âgée de 8 ans, de Folembray, est envoyée le 9 juillet à la clinique par le docteur Haguenthal.

Cette enfant a eu de l'impetigo de la face et du cuir chevelu pendant ses premières années : aujourd'hui elle est atteinte d'une affection des yeux datant du mois de janvier ; c'est à peine si elle peut les ouvrir, elle voit tout juste pour se conduire. Nous constatons les lésions suivantes : paupières boursouflées, granuleuses, saignant facilement, sécrétion muco-purulente assez abondante ; O. G. ulcère de la cornée avec perforation et hernie de l'iris (a été pris en mai).

O. D. Kératite diffuse centrale (a été pris en janvier). Prescription : glycérine, iodure de fer et phosphate de chaux à l'intérieur. Application de la solution de chloral à 2 0/0 sur les paupières renversées le matin et le soir.

15. La sécrétion est encore abondante, paupières collées tous les matins.

Août 15. La conjonctive est moins gonflée, les granulations ont l'aspect de grains de semoule cuite. Les cautérisations sont bien supportées par l'enfant qui ne témoigne aucune douleur.

3 Septembre. Exeat. L'ulcère d'O. G. est guéri, petite opacité au niveau de la hernie. L'opacité d'O. D. s'est très bien éclaircie. Continuer l'usage du chloral le matin.

J'ai eu récemment des nouvelles de cette malade qui voit très bien, peut suivre ses classes. — Elle m'a écrit elle-même au 1er janvier.

— Si les granulations sont très fongueuses ou bien lorsqu'elles sont chroniques, indolores, secrétant peu, j'emploie les scarifications, le grattage et la solution à 5 0/0. La guérison ou du moins l'amélioration est parfois très rapide, mais en général le traitement doit être poursuivi assez longtemps après la disparition des accidents aigus.

*Observation IV.* — Marie G., 4 ans, de Saint-Marcel, ayant eu de l'impetigo de la face, souffre des yeux depuis la fin d'avril ; elle nous est amenée le 14 juin avec une petite ulcération de la cornée gauche, une pustule avec pannus de la cornée droite et des granulations rouges, framboisées, secrétant assez abondamment, photophobie, gonflement des paupières. Elle vient très-irrégulièrement à la consultation, et comme elle va de mal en pis, je la fais entrer à la Clinique le 17 juillet.

A cette date nous trouvons de l'iritis d'O. D., avec abcès de la cornée. Kératite parenchymateuse d'O. G. On distingue 7 ou 8 granulations grises sur la conjonctive palpébrale inférieure, les culs-de-sac sont granuleux (petites framboises).

On passe le pinceau imbibé de chloral à 5 %, frictions autour de l'orbite avec l'onguent napolitain ; huile de foie de morue, etc.

22 septembre. — Il n'y a plus que de légères opacités des cornées ; les granulations paraissent guéris à gauche ; à droite les pupilles de la muqueuse sont encore saillantes (aspect sablé.)

En citant plus loin quelques exemples de kératite ayant nécessité l'opération de l'iridectomie optique, j'aurai encore l'occasion de mentionner les bons effets du chloral.

Le *traitement général* est *indispensable* à la guérison
de l'ophtalmie scrofuleuse : les vomitifs, les purgatifs,
l'huile de foie de morue, l'iode, etc., ont leur indication
toute naturelle.

Chez une femme, qu'aucune médication externe n'avait
améliorée (cautérisation au crayon mitigé, à la solution
de sublimé, au chloral, scarification), la guérison n'a été
obtenue que par le traitement ioduré et mercuriel, bien
qu'il n'y ait aucun signe de syphilis. Au bout de peu de
jours, la photophobie diminua, ainsi que le gonflement
des paupières, et son abcès intralamellaire de la cornée se
résorba complètement, chose d'autant plus heureuse que
l'autre œil avait déjà été très-compromis par une kératite
ulcéreuse avec perforation et staphylôme.

Il résulte de mon expérience que la solution de chloral
à 2 et 5 0/0 rend de très grands services dans les conjonctivites granuleuses, qu'elles soient accompagnées de
pannus avec kératite diffuse, ou bien d'ulcères avec
perforation de la cornée. Elle est surtout héroïque contre
la sécrétion muco-purulente.

Je ne présente pas ce remède comme une panacée, mais
je le recommande comme un excellent topique, un modi-
ficateur puissant et un bon antiseptique.

Grâce à ces propriétés, j'ai pu guérir rapidement
l'an dernier une conjonctivite blennorrhagique. (Bulletin
de 1884).

## MALADIES DE LA CORNÉE

Les kératites ulcéreuses, pustuleuses, hérédo-syphiliti-
ques, les conjonctivites purulentes laissent trop souvent
sur la cornée des opacités, des staphylômes et autres
lésions auxquelles il faut remédier au moyen de diverses
opérations.

Je citerai quelques exemples des opérations pratiquées
à la clinique. On verra que le chloral nous a encore rendu
des services dans des cas d'ophtalmies scrofuleuses chroniques avec leucômes.

Les deux *staphylômes* ont été opérés, l'un par éviscération
de l'œil, c'est-à-dire excision de la cornée staphylomateuse
et extraction du contenu de l'œil ; cette opération a été
suivie d'un phlegmon de l'œil très douloureux. Le second
cas, chez un enfant de huit ans, a été opéré de la manière
suivante : après avoir traversé la circonférence de la cornée
à l'aide de trois aiguilles munies d'un fil de soie phéni-
quée, j'ai excisé le staphylôme et j'ai lié les fils de soie.
Les suites de l'opération ont été excellentes ; il n'y a eu
aucune complication.

Chez un homme d'une cinquantaine d'années atteint de
*symblépharon* complet de la paupière supérieure consécutif
à une brûlure de l'œil par un lait de chaux, brûlure de la
cornée et adhérence de la moitié supérieure de cette mem-
brane avec la paupière, je suis parvenu à libérer la cornée
en disséquant le lambeau cornéen et en le suturant à la
conjonctive du cul-de-sac supérieur ; quant à libérer complètement la conjonctive bulbaire, cela n'était pas possible.
Dans un cas de *symblépharon* simple, consécutif à une
conjonctivite granuleuse chronique traitée par le crayon
de nitrate d'argent, le procédé d'Ammon m'a donné un
très bon résultat.

L'opération de Sœmisch a été pratiquée dans un cas de
*kératite infectieuse* succédant à un érysipèle de la face.
Le malade a guéri en gardant une opacité diffuse du
tiers inférieur de la cornée ; une iridectomie ultérieure
améliorera considérablement la vision de cet œil.

J'ai pratiqué cinq *iridectomies* sur quatre sujets pour
remédier à des opacités profondes de la cornée ; ces *iridectomies optiques* rendent les plus grands services

quand l'iris et les membranes profondes sont en bon état.

*Observation* V. — Aglaé X..., 7 ans, de Chauny, entre à la Clinique le 25 juin, voyant à peine pour se conduire. Opacité centrale de la cornée d'O G. avec synéchie antérieure. Ne voit pas de ce côté.

L'O. D porte une opacité diffuse de la cornée légèrement ulcérée ; voit confusément de ce côté. Avec cela les conjonctives sont vivement injectées, la photophobie est intense. Les ganglions sous-maxillaires sont engorgés. Intelligence obtuse.

Nous n'avons pas de renseignements sur cet enfant ; je présume que toutes ces lésions sont la conséquence d'une conjonctivite granuleuse datant des premières années de la vie ; j'aperçois une cicatrice sur la paupière supérieure produite par une cautérisation ancienne, les culs-de-sac sont encore granuleux.

Traitement : Sarifications et solution de chloral. Huile de foie de morue. Iodure potassique. Onguent napolitain sur les ganglions.

24 juillet. — Iridectomia optique d'O. G. après chloroformisation. La pupille artificielle est faite à la partie supérieure de la cornée, là où elle est absolument transparente.

13 août. — Exeat. O. D. ne présente plus que des opacités très légères. Du côté gauche, elle voit pour se conduire ; elle commence à s'occuper dans la salle, son intelligence s'éveille. Plus de photophobie.

*Observation* VI. — Catherine H..., 75 ans, de Fourdrain, a été opérée de la cataracte des deux yeux en 1880 par M. le docteur Martin ; elle a bien vu pendant 3 ans de l'œil droit : O. G. n'a pas réussi.

Les deux yeux portent un leucôme opaque avec atrophie du segment inférieur d'O. G. (kératotomie inférieure). L'œil droit présente encore un petit espace transparent par lequel j'essaie de faire une fenétre, mais l'iris ramolli, désorganisé, se déchire et l'opération ne donne pas de résultat.

*Observation* VII. — Adolphe C..., 16 mois, demeurant à Vaux, est aveugle depuis sa naissance par conjonctivite purulente. O. G. staphylôme opaque qui empêche l'occlusion des paupières, O. D. leucôme masquant l'ouverture pupillaire, synéchie antérieure. OEil un peu ramolli. La partie supéro-externe de la cornée est transparente. L'enfant aperçoit la lumière.

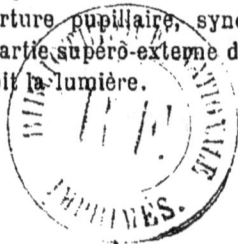

Le 1er mai, après chloroformisation, *iridectomie* optique à la partie supérieure et externe. L'enfant ne garde aucun pansement. Guérison complète le 3. Exeat.

Le 24 mai, la mère nous dit que son enfant commence à distinguer les gros objets.

Dans l'exemple qui va suivre, grâce à une double iridectomie, j'ai pu rendre la vue à une malheureuse femme vouée à la cécité.

*Observation* VIII. — La femme B..., âgée de 45 ans, est envoyée le 25 juin par mon confrère M. Foulon.

Elle souffre des yeux depuis *vingt ans* ; d'après une note de son médecin, elle aurait eu des accidents syphilitiques combinés à des lésions scrofuleuses. Actuellement, elle porte sur les parties latérales du cou une série de ganglions hypertrophiés.

O. G. *Kératite diffuse*, interstitielle, synéchie totale, conjonctive bulbaire très injectée.

O. D. *Opacité centrale* épaisse avec néphélions disséminés sur toute la surface de la cornée. Synéchie totale.

Les conjonctives palpébrales sont très injectées, les papilles du chorion très saillantes offrent l'aspect d'un velours rugueux.

*C'est à peine si cette femme peut distinguer les doigts à 30 centimètres.* Traitement : pilule de protoiodure, solution de chloral sur les paupières renversées.

1er et 16 juillet. — Poussées d'iritis.

21. — Après insensibilisation par la cocaïne, *iridectomie* à la partie supérieure d'O. D.

17 septembre. — *Iridectomie* d'O. G.

Le traitement mercuriel et ioduré a été continué pendant tout le séjour de la malade.

Exeat le 15 octobre. Elle *voit assez bien pour coudre* et enfiler son aiguille. Les cornées se sont éclaircies, elles ont encore l'aspect des kératites hérédo-syphilitique (Hutchinson). La femme B.. continuera l'usage de la solution de chloral à 1 0/0 le matin et la pommade à l'oxyde jaune le soir. Elle voit surtout par ses pupilles artificielles.

Revue en décembre, elle continuait à bien aller : peut travailler.

## AFFECTIONS DE L'IRIS ET DE LA CHOROIDE

Je rappelle au sujet de l'*iritis* que cette affection est bien souvent méconnue au début; les sujets qui en sont atteints, convaincus qu'ils ont un *coup d'air*, vont demander du *collyre* au pharmacien et perdent ainsi un temps précieux. Il y a un grand intérêt pour l'avenir des yeux à établir le diagnostic de bonne heure et, pour cela, à bien examiner la coloration de l'iris, l'état de la pupille, les douleurs circumorbitaires, etc.

Une affection bien autrement grave que j'ai eu l'occasion d'observer quatre fois cette année c'est le *glaucôme*. Ces malades me sont arrivés presque complètement aveugles et je n'ai pu faire grand chose pour eux. Ils avaient été vus par des confrères qui, se méprenant sur la nature du mal, leur avaient conseillés d'attendre la cécité complète pour se faire opérer de la *cataracte*. Il n'est cependant pas besoin d'être grand clerc en la matière pour distinguer la cataracte des autres affections pouvant causer le cécité et en particulier du glaucôme.

Il est d'abord excessivement rare que, dans la cataracte, il y ait une baisse subite de l'acuité visuelle ; dans la grande majorité des cas, la vue s'obscurcit peu à peu. Je retrouve cependant dans mes notes les deux cas suivants :

En 1874 j'ai opéré de la cataracte un vieillard de Laffaux qui affirmait, avec des détails très précis, avoir perdu la vue subitement.

Le 4 février 1880, un diabétique de 20 ans fut tout étonné, en s'éveillant, de ne plus voir de l'œil gauche; huit jours après il ne voyait plus de l'œil droit.

Mais dans ces cas exceptionnels comme chez tous les autres cataractés, pour que la vision soit notablement gênée, il faut que le cristallin soit déjà opacifié d'une manière très appréciable ; les cataractes séniles, à noyau ambré, se laissent même traverser par les rayons lumineux jusqu'à une époque voisine de la maturité complète.

Aussi, quand un client se plaint de ne plus voir et que son champ pupillaire ne laisse appercevoir aucune opacité capable d'intercepter la lumière, c'est qu'il est atteint de toute autre chose que la cataracte et il faut chercher quelle est la cause de cette amaurose. Le glaucôme se reconnaîtra facilement aux signes suivants : dilatation et immobilité de la pupille, dureté du globe de l'œil, diminution de la chambre antérieure par l'iris projeté en avant, rétrécissement du champ visuel, aspect glauque, verdâtre des milieux de l'œil, etc... Dans le glaucôme aigu, la cécité survient rapidement ; le glaucôme chronique procède par poussées successives avec des intervalles de calme trompeur ; il faut se hâter de faire pratiquer l'iridectomie ou la sclérotomie pour enrayer le mal.

Voici un résumé des quatre cas qui se sont présentés à la clinique :

*Observation* IX. — Veuve F., de Neuville-s.-Margival, 66 ans, sujette aux migraines et aux névralgies dentaires, a perdu O. G. avec des douleurs atroces dans l'espace de 3 ans. En février 1885 cet œil est dur comme une bille de marbre, la pupille est dilatée, plus de chambre antérieure, aspect gris verdâtre des milieux transparents, injection intense de la conjonctive. L'œil droit présente les mêmes lésions un peu moins avancées, la malade voit un peu elle distingue deux doigts rapprochés, elle n'en voit qu'un seul si on les écarte.

J'ai pratiqué *deux iridectomies* sans succès. Les douleurs n'ont été atténuées que par le sulfate de quinine et l'aconitine.

*Observation* X. — Césarine G., 64 ans, manouvrière, entre le 5 septembre avec un glaucôme double.

O. D. s'est perdu subitement le 15 janvier ; six mois après c'était le tour d'O. G. Le médecin qui m'a envoyé cette malade ne voyant pas encore une opacification suffisante du cristallin, lui avait conseillé d'attendre avant de se faire opérer ; l'aspect glauque des

milieux de l'œil lui avait fait croire à une cataracte. Au moment
de son entrée à la clinique, cette malheureuse ne distingue pas
même le jour de la nuit, les deux yeux sont durs, les pupilles
ditalées et immobiles, etc...

Le 8 septembre, je tente une iridectomie d'O. G. qui n'apporte
aucune amélioration. Le malade ne souffre plus. Exeat le 15.

Ces deux malades étaient atteintes de glaucôme aigu ;
les deux faits' suivants son des exemples de glaucôme
chronique avec intégrité relative des milieux transparents,
ils ont abouti tous deux à l'atrophie des papilles optiques.

*Observation* XI. — Adélaïde F., 61 ans, de C., entre le 2 novembre
1885 et nous raconte qu'elle a perdu O. D. en 1879, après en avoir
souffert. Depuis un an, la vue baisse également dans O G. au point
qu'aujourd'hui elle ne voit absolument rien d'O. D. et qu'elle distingue à peine le n° 50 de l'échelle Monoyer à 30 centimètres de
distance.

L'examen des couleurs donne le résultat suivant :

Le violet est vu bleu.

Le vert est vu gris-pâle.

Le rouge est vu vert-foncé.

Elle ne voit bien que le bleu et le jaune.

Les pupilles sont dilatées et immobiles ; tonus normal.

A l'éclairage latéral, j'aperçois quelques opacités cristalliniennes
des deux côtés ; elles ne sont pas assez épaisses pour empêcher
l'examen du fond de l'œil et l'on constate une atrophe de la papille d'O. G. et une excavation de la moitié inférieure de la papille d'O. D.

Prescriptions : Arséniate de strychnine en injections hypoder-
nuques. Courants continus.

Le 24 novembre ; *iridectomie* d'O. G après anesthésie de l'œil
par la cocaïne.

Exeat le 15 décembre. Légère amélioration, peut lire le 12,50 à 30
centimètres.

Cette malade m'avait été envoyée pour être opérée de la cataracte.

*Observation* XII. — Rosalie M..., 70 ans, manouvrière à Chauny,
entre le 19 novembre et nous dit qu'elle a toujours souffert de

douleurs névralgiques. Comme la précédente, elle n'a aucun anté-
cédent héréditaire du côté des yeux. Depuis six ans sa vue baisse et
depuis seize mois elle ne voit plus du tout d'O. G., elle ne distingue
que la lumière.

La pupille est dilatée, immobile, la chambre antérieure diminuée,
quelques opacités du cristallin.

La pupille d'O. D. se contracte encore légèrement ; de ce côté
la femme M... distingue encore la main qui passe devant l'œil.
Elle voit bien le jaune, l'oranger et le rouge, mais elle voit le
violet, gris ; l'indigo, rouge et le vert gris.

Les deux pupilles sont atrophiées, elles sont ovalaires dans le
sens vertical ; on voit encore quelques vaisseaux dans O. D.

Le 21 novembre, *iridectomie* d'O. D.

Exeat non améliorée. (Elle était venu aussi pour se faire opérer.)

Si j'ai rapporté ces quatre faits, c'est que je veux attirer
l'attention de mes confrères sur cette maladie dont les con-
séquences sont si graves ; j'espère qu'après avoir lu ces
lignes, ils ne confondront pas le glaucôme avec la cataracte
et qu'ils se défieront de toute baisse subite de l'acuité
visuelle ; il faut dans ce cas penser à une attaque de
glaucôme, à une hémorrhagie intra-oculaire ou à un décollement de rétine.

## PARALYSIE DE L'ACCOMMODATION (hystérie)

Mon excellent confrère et ami le docteur Geoffroy, de
La Fère, m'a envoyé à la consultation de la Clinique, une
pauvre femme ne voyant plus depuis 18 mois, elle ne
pouvait plus se conduire, elle était tombée la
veille sur son poêle. Les deux pupilles dilatées étaient immobiles et j'ai d'abord pensé à une amaurose réflexe cau-
sée par une carie dentaire ; mais la photophobie très
pénible éprouvée par cette malade qui avait la démarche
d'un hibou au soleil, me mit bien vite sur la voie ; à tra-
vers la fente sténopeïque la vision était excellente.

En cherchant la cause de cette double paralysie de l'accommodation je constatai une *hémianesthésie* de tout le côté gauche, la *douleur ovarique* et une *parésie* de la jambe gauche; tous signes qui ne laissent aucun doute sur la nature hystérique de la maladie. Comme traitement j'ai conseillé le bromure, les toniques, le collyre à l'éseriné, le port de lunettes très foncées; je ne l'ai pas revue.

## CATARACTE.

Dans le bulletin de l'année dernière j'ai suffisamment discuté les procédés opératoires de la cataracte, pour n'avoir plus à y revenir aujourd'hui. Pour les cataractes lenticulaires, capsulo-lenticulaires sans complication, j'ai pratiqué l'extraction par kératotomie supérieure sans iridectomie (méthode française). Comme toujours, j'ai opéré, sous le nuage phéniqué et j'ai employé le pansement antiseptique.

Les 30 cataractes opérées se décomposent ainsi :

5 cataractes traumatiques opérées avec *iridectomie*.

1 Capsulaire par discision (cataracte secondaire).

22 lenticulaires ou capsulo-lenticulaires (dont 1 congénitale chez une femme de 38 ans).

2 Consécutives à d'autres affections oculaires.

Les cataractes traumatiques les plus intéressantes m'ont paru devoir être résumées ici :

*Observation* XIII. — M. Eugène X..., 23 ans, de Bucy-le-Long, s'est perforé la cornée par un éclat de bois (il y a 2 mois). Douleurs vives, perte de la vue. Au moment de l'entrée (17 février) le champ pupillaire est obstrué par la capsule opacifiée et par une synéchie antérieure. Après anesthésie par la cocaïne, *iridectomie* discision et extraction d'une partie de la capsule.

Exeat le 6 mars : la guérison s'est faite sans complications, le blessé voit très bien avec un verre 9 dioptries.

*Observation* XIV. — M. Auguste 48 ans, de Parpeville a perdu O.
D. à l'âge de 11 ans à la suite d'une plaie pénétrante déterminée par
un éclat de bois ; cet œil s'est dévié en strabisme externe. Le 8
juin M... entre à la Clinique, envoyé par mon excellent confrère
et ami M. Poix, médecin à Parpeville ; depuis le mois d'octobre
1884, l'œil gauche, qui avait toujours été excellent, commence à
se troubler, la vision n'est bonne qu'au dessous de la ligne hori-
zantale et en dehors. Nous constatons un décollement de la moitié inférieur et externe de la rétine. Quand à O. D. *perdu depuis*
27 *ans* nous y trouvons une cataracte traumatique ; la capsule
est opaque adhérente à l'iris, synéchie antérieure totale.

Le décollement de la rétine d'O. G. présentant peu de chances
de guérison, nous pratiquons le 11 juin l'iridectomie d'O. D, après
installation de cocaïne ; immédiatement le malade distingue les
doigts de la main.

Le 2 juillet, avec la faux de Galezowsky, section des débris de
capsule qui obstruent le champ pupillaire.

Le 16 julllet. Exeat. Avec un verre 9 dioptries et à la distance
de 5 mètres, il peut lire le nº 25 de l'échelle Monoyer. Cet œil
*perdu depuis* 27 *ans* est donc appelé à rendre les plus grands
services puisque l'O. G. se perdra complètement.

*Observation* XV. — G..., 32 ans a reçu le 25 mai un éclat de tôle
dans l'œil gauche ; plaie pénétrante de la cornée avec hernie de
l'iris. Entre à la Clinique le 9 juin à cause de douleurs intolérables provoquées par une iritis intense ; l'œil est très rouge, la
chambre antérieure est tendue, elle est remplie de débris de
cristallin opacifié.

9 Paracentèse de la chambre antérieure.

14 Keratotomie inférieure pour évacuer la chambre antérieure.

15 Les douleurs ont cessé.

19 Nouvelle paracentèse ; les douleurs sont encore intolérables.

21 *Iridectomie* après chloroformisation, car l'œil est trop injecté
et trop douloureux pour que le cocaïne produise son effet accou-
tumé.

27 Exeat. Les douleurs sont définitivement calmées.

Voit suffisamment avec O. D. malgré la présence de quelques
débris de capsule dans le champ pupillaire.

*Observation* XVI. — Un garçon de 16 ans de Crécy-sur-Serre, s'est
crévé l'œil en voulant couper une ficelle qui a cédé trop vite sous

l'effort du couteau. Excision d'une hernie de l'iris, puis kératotomie pour vider la chambre antérieure. Bon résultat. La pointe
du couteau très étroit avait pénétré obliquement dans la chambre
antérieure.

Les 22 opérations de cataractes nucléaires sans complications antérieures du côté des yeux ont donné 20 succès.

Un des deux insuccès, causé par une nécrose de la cornée, a été observé chez un homme de 62 ans porteur d'un
gérontoxon très prononcé ; j'avais fait une plaie un peu
trop petite et l'extraction du noyau avec la curette fût
laborieuse.

Cette nécrose absolument indolore doit-elle être attri-
buée à la cocaïne, au gérontoxon ou à la difficulté de l'extraction ?

Le deuxième insuccès s'est produit chez un vieillard de
77 ans, de Saint-Gobert, atteint d'incontinence d'urine et
d'un commencement de démence sénile. Après l'opération (24 novembre), il pouvait compter les doigts, l'œil
était très beau ; mais daus la première journée on dût
refaire trois fois le pansement. Le lendemain inflammation très vive et hernie de l'iris dans la plaie cornéenne.
Même indocilité le deuxième jour et les jours suivants.
Bref, survinrent une panophtalmie et l'atrophie de l'œil.
L'incontinence d'urine avait augmenté considérablement
aussitôt l'opération ainsi que les signes de démence.
Ce vieillard est mort à l'Hôtel-Dieu dans le courant de
janvier, complètement ramolli.

Ce cas malheureux ne peut en bonne conscience, passer
pour un insuccès opératoire ; j'ai voulu le relater cependant
pour montrer dans quelles conditions mauvaises on est
quelquefois obligé d'opérer dans la clientèle des indigents.
Chez les malades très âgés, dont les facultés intellectuelles,
ont subi un commencement de déchéance, l'opération est
bien chanceuse et il vaudrait mieux s'abstenir, mais on

est soutenu par l'espoir de rendre quelque service à des malheureux en éclairant leurs derniers jours ; on cède aux instances de leur entourage,

Chez une des deux malades atteintes de cataracte consécutive à une lésion profonde de l'œil, j'ai vu également survenir le quatrième jour après l'opération un délire tel qu'on dût recourir à la camisole. Sichel en 1863 a signalé quelques exemples de ce genre tirés de sa pratique.

Chez deux rhumatisants, malgré les craintes bien naturelles, j'ai obtenu deux succès complets.

*Observation* XVII. — Dieulain Joseph, 60 ans, manouvrier à Sons, entre le 4 juillet. Depuis 3 ans, sa vue baisse d'O, G.; peut encore se conduire avec O. D.

Perclus de rhumatismes, il ne peut s'asseoir ; sa colonne vertébrale, les hanches et les genoux sont à demi ankylosés ; il peut à peine se traîner.

Opéré le 7 juillet. Le 11 bandeau flottant.

Le 18. Exeat. Avec 9 dioptries il peut lire à 5 mètres le n° 25 de l'échelle.

*Observation* XVIII. — L. Hermance, 35 ans, atteinte de rhumatisme chronique des bras et des jambes, impotente depuis quelques années, nous montre deux cataractes molles capsulo-lenticulaires.

Le 22 octobre, j'opère l'œil gauche, le plus avancé, en présence de M. le docteur Haguenthal, de Folembray, discision de la capsule, extraction de débris grumeleux et de lambeaux de capsule opacifiée.

Le 1er novembre, je fais une nouvelle kératotomie et j'extrais avec les pinces quelques débris de capsule qui obstruaient le champ pupillaire.

Douleurs vives les jours suivants. Iritis.

Exeat le 17 novembre.

Le 15 décembre je lui essaye des lunettes ; avec 12 dioptries elle voit très-bien au loin et peut lire parfaitement avec 14.50 D.

Toutes ces opérations ont été faites après instillation de cocaïne ; grâce à ce précieux médicament, l'insensibilité de l'œil est complète et le patient supporte admirablement le blépharostat, la pince à griffes, etc... Quand il y a la moindre inflammation de la conjonctive, l'anesthésie ne s'obstient plus aussi facilement, elle peut même faire défaut complètement. La cocaïne après avoir obtenu les suffrages enthousiastes de tous les oculistes, est maintenant l'objet de quelque défiance; on l'accuse avec raison de produire des troubles dans la nutrition de la cornée. Galezowsky dès le mois d'avril 1885, signalait au congrès de chirurgie les kératites consécutives à l'action anesthésique trop prolongée et les comparait aux kératites par lésion du trijumeau. Pflüger (de Berne), Bunge (de Halle), Wilson, en Amérique, ont aussi publié des observations très-concluantes à cet égard. N'est-il pas raisonnable de penser qu'un médicament assez puissant pour anesthésier la cornée doive agir en même temps sur sa nutrition ? C'est pour cela qu'en rapportant mon premier insuccès cité plus haut, je me demandais s'il ne fallait pas incriminer la cocaïne. J'ai vu cette année, survenir chez plusieurs de mes opérés, le 5e jour environ après l'opération, un trouble de la capsule avec iritis subaigue auquel j'ai dû remédier plus tard par la discision et l'iridectomie, et j'ai pensé que la cocaïne n'était peut être pas étrangère à cette formation rapide d'une cataracte capsulaire. Aussi ai-je pris la résolution d'être très prudent dans le maniement de cet alcaloïde et de n'instiller que 2 à 3 gouttes d'une solution à 5 0/0 quelques minutes avant d'opérer, ce qui suffit généralement pour amener une anesthésie suffisante ; auparavant j'en doublais quelquefois la dose pour être sûr de l'effet produit. Il y a donc quelque danger à employer la cocaïne dans les ulcères, abcès de la cornée et dans les diverses variétés de kératite, je le rappelle aux médecins qui ont l'habitude de la prescrire en collyre.

Dans les différents travaux d'oculistique que j'ai parcourus, l'action possible de la cocaïne sur la nutrition de la capsule n'a pas été étudiée ; l'enquête qui se poursuit aujourd'hui sur les dangers d'une anesthésie trop prolongée et trop complète, apportera peut-être des faits nouveaux qui éclairciront cette question.

Chez un seul de mes opérés, j'ai constaté un astigmatisme dans les conditions suivantes : l'incision de la cornée avait été terminée un peu bas à 2 $^{m/m}$ environ du bord supérieur ; pendant la cicatrisation, il s'est fait une synéchie antérieure et la cicatrice cornéenne a été légèrement projetée en avant. C'était facile à voir en regardant l'œil de profil. Nous avons remédié à cet artigmatisme opératoire en faisant porter un verre biconvexe 10 dioptrie combiné avec un verre cylindrique horizontal 2. 50.

## CONTUSIONS DU GLOBE DE L'ŒIL.

Pendant le cours de l'année 1885, il m'a été permis de voir quelques lésions intéressantes du fond de l'œil d'origine traumatique ; je ne veux pas terminer ces notes cliniques sans relater ces faits singuliers et rares, et sans dire quelques mots de leur mécanisme.

Les contusions du globe de l'œil ont parfois des effets imprévus et tel choc, impuissant à produire une lésion de la face antérieure du globe de l'œil, aménera des déchirures et des hémorrhagies dans la partie profonde. Pour se rendre compte de ces faits, il faut se rappeler que la partie la plus mince de la choroïde est celle qui se trouve entre la macula et le nerf optique, elle n'a que deux ou trois dixièmes de millimètre d'épaisseur à cet endroit; il ne faut pas non plus oublier que la choroïde est fixée solidement à la sclérotique au pourtour du nerf optique. En cas de pression sur le globe oculaire, le diamètre antéro-postérieur se raccourcit tandis que la région équatoriale s'élargit comme dans une balle élastique sur laquelle on appuie ; la choroïde ne peut suivre complètement la sclé-rotique dans ce mouvement et elle cède en son point le plus faible. Aussi est-ce toujours au pourtour du nerf optique, entre la papille et la macula, que se font les déchirures de la choroïde. Cette explication donnée par Arlt, en 1874, à la Société opthalmologique d'Heidel-berg, ne peut s'appliquer à tous les cas et me paraît insuf-fisante pour expliquer les lésions produites dans l'obser-vation suivante :

*Déchirure de la choroïde, hémorrhagie sous-rétinienne, produites par un grain de plomb.*

*Observation* XIX. — N.... Louis, 33 ans, garde-champêtre, a reçu, le 21 octobre 1885, un grain de plomb n° 5 sur l'œil gauche ; le coup de feu a été tiré à 131 mètres — distance mesurée très exacte-ment. Il s'est écoulé un peu de sang et la vision a été immédiate-ment abolie, ce qui a pu faire croire à ce moment que l'œil était perforé. Au bout de quelques jours, la vision périphérique repa-raissait et le blessé, en cherchant à lire l'en-tête du journal le *Courrier de l'Aisne*, distinguait confusément Cour......... sne. Mon confrère Valissant, prescrivit une émission sanguine, le col-lyre à l'atropine et le séjour dans une chambre obscure. Mandé par lui le 5 novembre, j'ai ajouté à ce traitement l'usage des purgatifs drastiques, l'iodure de potassium et les onctions à l'onguent napolitain autour de l'orbite. Pour n'avoir plus à reve-nir sur le traitement, je dois dire que deux nouvelles émissions sanguines ont été faites dans la suite et que j'ai provoqué quatre fois des sudations avec la pilocarpine.

Le 10 novembre, l'examen pratiqué à la clinique nous révèle les particularités suivantes :

Vers le tiers externe de la paupière supérieure se trouve une petite cicatrice du bord libre : c'est cette petite plaie qui a fourni le sang au moment de l'accident. A la partie externe et supérieure du globe de l'œil : à 5 $^{m,m}$ environ de la cornée, on remarque une petite dépression de la conjonctive, elle a été le centre d'une injection vive de la conjonctive, pendant les premiers jours ; c'est là qu'a frappé le grain de plomb qui a ricoché ensuite sur la paupière.

Le projectile a dû tomber dans l'œil très obliquement, car le chasseur était sur un terrain beaucoup plus bas que la victime.

A l'éclairage latéral : rien d'anormal dans les milieux transparents.

A l'ophtalmoscope, on découvre un épanchement considérable en dedans de la papille se prolongeant jusqu'à la région de la macula ; au centre de ce foyer hémorrhagique, on voit une tâche blanchâtre à contours indécis. Nous diagnostiquons : hémorrhagie de la choroïde (sous-rétinienne), la papille est entourée dans son tiers inférieur et interne d'un croissant hémorrhagique au devant duquel passent les vaisseaux rétiniens.

28 novembre. Légère amélioration, les contours de l'épanchement sont moins diffus, la tâche centrale est plus nette et plus blanche.

12 décembre. Le malade peut lire : *Courrier de l'Aisne* complètement, mais les lettres du milieu sont encore troublées (sic). La pupille est toujours paresseuse et à demi dilatée, bien qu'on ait cessé l'atropine depuis longtemps. La vision centrale est grise pour toutes les couleurs du prisme, elle est normale à la périphérie.

12 janvier. Il n'y a plus de scotome central. Le blessé peut lire à 4 mètres le n° 200 de l'échelle Perrin ; de près il peut lire le n° 7 1/2. La papille est encore un peu plus dilatée qu'à droite.

A l'ophtalmoscope on peut encore voir l'épanchement qui embrasse dans son croissant la partie inférieure et interne de la papille ; au niveau de la macula, les lésions sont en voie de disparition, on distingue très bien maintenant, à une distance de la papille égale à deux fois son diamètre, une cicatrice blanchâtre verticale avec une branche transversale (étoile à trois branches inégales) ; son centre est occupé par une tâche pigmentaire. C'est la déchirure de la choroïde qui nous laisse voir la sclérotique.

L'acuité visuelle n'esera jamais parfaite au centre.

— Peut-on admettre ici qu'un projectile lancé à une distance de 131 mètres, qui porte son action, *telum imbelle*, sur une très petite surface, puisse aplatir le globe de l'œil et faire éclater la choroïde en son point le plus faible ? Je croirais plus volontiers à une sorte de fracture par contre-coup, bien que cette hypothèse ait été repoussée par Yvert après une étude très minutieuse de ces ruptures (Recueil d'ophtalmologie, 1879). Le corps vulnérant en contusionnant une sphère inextensible contenue dans une cavité osseuse, transmet le choc à la partie postérieure et dans certains cas il pourra se faire une déchirure de la choroïde en avant et une en arrière par contre-coup. Les déchirures de la partie antérieure de la choroïde s'accompagnent souvent d'hémorrhagies du corps vitré. Il faut parfois un traumatisme bien léger pour produire des épanchements choroïdiens et des ruptures des membranes profondes, tellement légers que les blessés ne se rappellent en rien avoir reçu un choc sur l'œil. Comment cependant expliquer autrement la lésion suivante ?

*Observation XX. — Déchirure au niveau de la macula sans causes connues.* Berthe D..., âgée de 13 ans, d'Anizy-le-Château, vient consulter le 17 novembre 1885, cette enfant ne distingue plus bien de l'œil droit depuis un mois environ (?), elle ne voit pas le centre des objets qu'elle regarde ; en fixant le regard devant elle, elle ne peut distinguer ma figure mais elle voit très bien les mains que j'élève de chaque côté. Ne possédant pas de campimètre, je ne puis mesurer exactement les dimensions du scotome. Elle peut lire le n° 12,50 de l'échelle de Monoyer quand on lui présente le carton à 1 mètre en dehors du point de fixation.

L'examen à l'éclairage latéral nous fait voir les milieux absolument transparents ; à l'ophtalmoscope nous découvrons au niveau de la macula une tâche blanchâtre avec une étoile de pigment au centre — sans aucune autre lésion. — Cette plaque est plus petite que la papille (le 1/3 environ). L'enfant voit très bien de l'autre œil ; elle ne se rappelle pas avoir reçu un coup sur l'œil droit.

Revue le 23 décembre. Aucun changement.

Je rattache également à un traumatisme une *déchirure de la papille du nerf optique* observée dans le courant de l'année 1885.

*Observation* XXI. — Paul N.., 15 ans, cordonnier à Laon, est dans une salle de médecine pour une adénite scrofuleuse ; je m'aperçois que son œil droit est désorienté, qu'il le dévie en dehors et en haut. Cet œil qui ne présente aucune lésion extérieure, qui a la forme et la consistance normale, est absolument aveugle.

Ce garçon nous dit qu'il en est ainsi depuis une chûte très grave qu'il a faite sur la tête il y a environ dix ans, chûte dont il porte encore la trace sur le front et le cuir chevelu (cicatrice de 7 centimètres).

A l'ophtalmoscope nous voyons une cicatrice en forme de fer de lance à pointe supérieure qui coupe la papille verticalement, en deux parties à peu près égales, elle est complètement atrophiée.

Je crois que cette chûte d'un lieu élevé, sur la partie supérieure de la face, a contusionné violemment le globe de l'œil et l'a fait éclater en arrière ; il est difficile de comprendre le mécanisme de la déchirure de la papille du nerf optique, cependant cette cicatrice était très nette et je puis faire contrôler mon examen par qui voudra, car je vois souvent cet apprenti cordonnier.

On a publié quelques exemples de cécité après des chûtes sur la tête (avec ou sans fractures du strou sphénoïdal) par atrophie du nerf optique ; ce qui fait l'originalité de cette observation, c'est la lésion de la papille.

J'ai eu déjà l'occasion d'insister, dans le Bulletin de 1883, sur la bizarrerie des lésions traumatiques du fond de l'œil et j'ai cité l'exemple d'un homme de 31 ans atteint de cécité centrale après avoir reçu presque à bout portant 11 grains de plomb dans la face et le cuir chevelu : examiné trois mois après l'accident, il ne portait sur le globe oculaire aucune cicatrice et cependant on voyait au niveau de la macula une déchirure de la choroïde, et peut-être de la rétine, à bords pigmentés, de forme allongée horizontalement ; il n'y avait pas trace d'hémorrhagie.

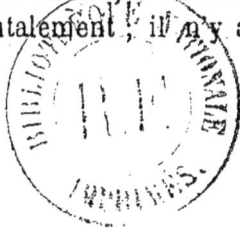

www.ingramcontent.com/pod-product-compliance
Lightning Source LLC
Chambersburg PA
CBHW060451210326
41520CB00015B/3902